QUELQUES RECHERCHES

SUR LES

ABCÈS DU FOIE

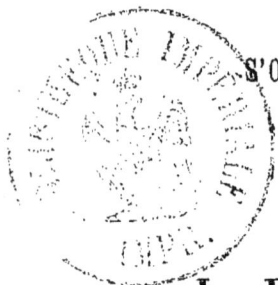

S'OUVRANT DANS LA POITRINE

PAR

LE Dʳ ÉDOUARD MICHEL

médecin aide major de 1ʳᵉ classe au 31ᵉ régiment d'infanterie de ligne

(Extrait des Mémoires et Bulletins de la Société Médico-Chirurgicale des hôpitaux et hospices de Bordeaux, 1ᵉʳ Fascicule 1869).

BORDEAUX

IMPRIMERIE G. GOUNOUILHOU

rue Guiraude, 11.

1869

SUR LES ABCÈS DU FOIE

S'OUVRANT DANS LA POITRINE.

Le nommé Stroff, âgé de vingt-sept ans, manœuvre avant son incorporation, soldat au 83e de ligne depuis 1860, en Algérie depuis le 5 mai 1864, entre à l'hôpital de Constantine le 17 mai 1867.

Cet homme de force moyenne, d'un tempérament lymphatico-sanguin, d'habitudes régulières, a déjà fait deux séjours à l'hôpital de Constantine pour fièvres intermittentes facilement guéries par le sulfate de quinine.

L'affection dont il se plaint est la dysenterie; selles nombreuses, sanguinolentes et graisseuses; pas de douleur du reste; appétit assez bien conservé; pas d'ictère; traitement : calomel à la dose de 1 gramme.

Le 18 mai, amélioration légère, diarrhée moindre, continuation du médicament. Pendant quatre jours mieux sensible, les selles s'arrêtent et le malade est relativement bien.

Le 22 mai, nouvelle apparition des selles; potion avec 4 grammes de diascordium, qui produit un bon effet et qui, continuée le lendemain, suspend complétement la diarrhée.

Jusque dans les premiers jours de juin, le malade est mieux, sa grande faiblesse est toute sa maladie, dit-il; mais, à partir de ce moment, il commence à tousser; l'auscultation ne révèle rien de sérieux; quelques râles sibilants et ronflants. Potions kermétisées; modification de l'état pulmonaire, et, de nouveau, bien-être accusé par le malade.

Dans les premiers jours de juillet, sans cause occasionnelle appréciable, sueurs nocturnes très abondantes, siégeant surtout à la face et au cou, réapparition de la dysenterie, fièvre continue, amaigrissement extrême, toux fréquente et sèche, respiration rude, expiration prolongée, vibrations thoraciques conservées, pas d'expectoration; œdème des membres inférieurs. Examiné avec le plus grand soin, il ne présente aucun autre phénomène à noter. Monsieur le médecin principal Maignien fait remarquer que le diagnostic le plus probable est celui de tuberculisation aiguë; mais on a vu, dit-il, des abcès du foie revêtir des symptômes si insidieux, qu'en présence de la dysenterie qui a précédé, il hésite à se prononcer. Traitement : vésicatoire et potion kermétisée.

Rien à noter pendant tout le mois de juillet, le malade est calme et s'affaiblit de plus en plus.

Le 5 août, on constate une expectoration de crachats purulents quasi nummulaires; du reste, les symptômes pulmonaires ne sont pas notablement modifiés. L'état général est le même.

Le 14 août, le malade se plaint d'un point de côté à droite. Examen du thorax, constatation d'un épanchement très abondant dans la plèvre. Sous l'empire du diagnostic probable, on croit avoir à faire à une pleurite tuberculeuse.

Le lendemain 15 août, le point de côté avait disparu, le malade, toujours dans le même état, continue à s'affaiblir et succombe dans le marasme le 30 août.

Autopsie. — Ouverture du thorax : Péricarde sain; cœur 260 grammes, mou et flasque.

Poumon gauche légèrement hypostasié, pas de tubercules. La cavité thoracique droite est tapissée de fausses membranes, qui, revêtant, d'une part, la face externe du poumon, d'autre part, la face interne de la paroi thoracique, ont formé deux cavités dans lesquelles se trouvent renfermés : 1º Dans la loge interne et supérieure, le poumon droit très comprimé et réduit au tiers environ de son volume; 2º dans la loge externe et inférieure un litre et demi de pus environ. Dans ce poumon un seul tubercule crétacé au sommet.

La loge inféro-externe est en communication avec un abcès hépatique, par une ouverture elliptique de cinq centimètres de grand axe et de deux centimètres de petit axe, située vers le milieu de la moitié droite du diaphragme. Ce muscle lui-même par son côté abdominal est fortement adhérent au foie par des fausses membranes dures, résistantes, qui constituent un véritable canal ayant pour hauteur l'épaisseur du muscle phrénique et de la plèvre.

Abdomen. — Foie de volume normal pesant 1620 grammes et présentant au milieu du bord convexe du grand lobe un abcès ayant les dimensions d'un petit œuf de poule. La paroi interne de ce foyer est inégale, imprégnée de pus; les cellules du foie qui l'entourent sont condensées et blanchâtres, le reste de l'organe est sain. Les systèmes porte et sus-hépatique contiennent une grande quantité de sang.

La vésicule biliaire, petite, contient environ 40 grammes d'une bile noirâtre et très visqueuse. Rate 230 grammes, petite et normale.

Estomac. — Muqueuse légèrement congestionnée; l'intestin grêle est sain. Le gros intestin, à partir de la valvule iléocœcale, est très foncé en couleur. Dans toute l'étendue de cet organe, nombreuses ulcérations dont les dimensions atteignent quelquefois celles d'une pièce de un franc.

Nulle part la couche musculeuse de l'intestin n'a été dépassée; la muqueuse qui entoure ces ulcérations est fortement tuméfiée (¹).

Cette observation nous a semblé intéressante à plusieurs points de vue : 1° Le diagnostic difficile des abcès du foie a été souvent noté, et dans peu de cas, d'une façon aussi tranchée que dans celui du militaire dont il vient d'être question; 2° les abcès hépatiques s'ouvrant dans le thorax ne sont pas très fréquents, et leur étude présente un certain intérêt. Enfin, là, comme chez la plupart des malades, la suppuration du foie a semblé précédée par la dysenterie; aussi m'occuperai-je, en terminant, des rapports qui unissent ces deux affections.

Je dirai même plus, la marche du flux abdominal a été le seul fait qui ait fait naître dans l'esprit du médecin l'idée d'affection hépatique. En effet, la position de l'abcès sur le rebord supérieur du foie, sa petitesse, puisqu'il n'avait guère que les dimensions d'un œuf de poule, l'absence d'augmentation de volume de l'organe, rendaient complétement impossible toute investigation, on ne pouvait donc compter que sur les symptômes subjectifs qui, eux aussi, faisaient complétement défaut. Car, jamais de douleur, ni à l'hypochondre droit, ni à la région scapulaire; jamais d'ictère, jamais, en un mot, aucun symptôme pouvant faire prévoir l'hépatite.

Certes, l'absence de douleur n'est pas un fait extraordinaire,

(¹) Cette observation et les deux qui vont suivre ont été recueillies par moi à l'hôpital de Constantine, sous la direction de M. Vital, médecin en chef de la province. Comme M. Vital publie un ouvrage intitulé : *Clinique de l'hôpital de Constantine*, je me suis contenté de donner un abrégé de ces observations, que l'on trouvera détaillées dans le grand travail de notre savant et bienveillant chef.

puisque M. Rouis (¹) l'a noté 15 fois sur 100. Cependant, on est en droit de s'étonner que l'inflammation ait pu se propager au diaphragme, d'épaisses fausses membranes se former, le muscle phrénique se perforer, sans que le malade ait rien ressenti. Quelques auteurs ont écrit, que quand l'abcès se rapprochait de la superficie et que le péritoine s'enflammait, il y avait toujours une douleur vive; de nombreux cas analogues à celui que nous rapportons sont venus leur donner tort.

Quoique moins importante, puisqu'elle n'apparaît que dans les 17 centièmes des cas (²), il y a lieu de noter néanmoins l'absence de la douleur sympathique de l'épaule droite.

Quant à la douleur provoquée, que M. Monneret (³) regarde comme devant se produire presque infailliblement chaque fois qu'on presse sur l'hypochondre ou qu'on percute le foie, elle n'a jamais été ressentie par notre malade, et beaucoup d'auteurs se sont appesantis sur son absence fréquente.

L'ictère manquait aussi, c'est là un fait digne d'être noté, bien que ce soit le cas le plus fréquent, puisque d'après Casimir Broussais (⁴) il ne se serait présenté que 23 fois sur 66, et d'après M. Rouis (⁵), 26 fois sur 455, ce qui donne une moyenne de 26 fois sur 100.

En un mot, un seul fait saillant, un dépérissement considérable auquel viennent se joindre des sueurs profuses occupant surtout la tête, le cou et la partie supérieure de la poitrine; des symptômes de rudesse respiratoire, une fièvre hectique presque continue, ne présentant que quelques rémissions très peu accentuées le matin, tout l'ensemble de cette

(¹) Rouis, *Suppurations endémiques du foie.* Paris, 1860, p. 108.
(²) Rouis, *loc. cit.,* p. 111.
(³) Monneret, *Cours de Pathologie interne,* article *Hépatite.*
(⁴) Casimir Broussais, *Recueil de Médecine et de Chirurgie militaires.*
(⁵) Rouis, *loc. cit.,* p. 118.

affection était de nature à faire porter le diagnostic : tuberculisation aiguë généralisée.

Il est regrettable qu'on n'ait pas pu prendre la température; peut-être n'eût-elle pas présenté cette élévation constante qui dure, dans la tuberculisation aiguë, jusqu'à un mois de suite et qui permet de la différencier d'un certain nombre de maladies; par exemple, de la fièvre typhoïde (¹).

Ce fait, du reste, est loin d'être isolé; les observations des médecins qui ont exercé dans les pays chauds nous montrent de nombreux exemples d'abcès du foie pris pour des affections tuberculeuses. Pour ne citer que quelques observations qui m'ont paru les plus probantes, je rappellerai le cas de Budd (²), dans lequel il est question d'un malade atteint d'emphysème pulmonaire et de catarrhe bronchique, qui présentait, en outre, tous les symptômes d'une fièvre hectique, dont l'ensemble fit diagnostiquer une tuberculisation. A l'autopsie, on trouva un vaste abcès hépatique sans que jamais le malade ait eu ni douleur à la région jécorale ni ictère.

Dans la *Gazette médicale de Paris*, 1834, nous trouvons un fait plus curieux encore; il s'agit d'un jeune enfant de onze ans ayant fait une chute violente sur la région hépatique, dont l'abcès fut aussi diagnostiqué tuberculisation, avec d'autant plus d'apparence de raison que tous les ascendants de cet enfant avaient succombé à cette affection.

M. Haspel (³) rapporte aussi une observation qui peut se résumer ainsi : Diarrhée, sueurs nocturnes, fièvre hectique, diminution de la sonorité dans la partie droite du thorax supé-

---

(¹) Collin, *Clinique du Val-de-Grâce*. Paris, 1864.

(²) Frerichs, *Maladies du foie*, 1866, p. 373.

(³) Haspel, *Mémoire sur les abcès du foie. (Recueil des Mémoires de Médecine et de Chirurgie militaires*, 1ʳᵉ série, t. LV. Paris, 1843. — *Maladies de l'Algérie*. Paris, 1850.)

rieurement et inférieurement, dépérissement énorme, enfin à l'autopsie, constatation d'un vaste abcès du foie. Et dans ce cas-là, cependant, le foie était hypertrophié, mais l'ensemble de la maladie présentait un tel caractère, que l'erreur de diagnostic fut commise quand même.

Est-il bien extraordinaire, du reste, de rencontrer dans tous ces cas les signes stéthoscopiques d'une lésion pulmonaire? Nous ne le pensons pas; car, souvent, le poumon pressé et comprimé par le vaste abcès du foie, devient plus dur, son tissu a plus de peine à se laisser pénétrer par l'air, et les vibrations produites par le déplacement de la membrane pulmonaire sont mieux transmises à l'oreille.

Quant aux troubles digestifs, il n'est rien de plus naturel que de les voir exister aussi bien dans une affection où le foie sécrète mal, que dans celle où l'organisme entier paraît atteint.

Étudions maintenant les phénomènes produits par l'ouverture des abcès du foie dans la poitrine, la fréquence de ce mode de terminaison, et enfin les différences qui existent entre les cas où l'abcès vient s'épancher dans la plèvre elle-même en laissant indemne l'organe respiratoire, et ceux dans lesquels le poumon, participant à la suppuration, adhérant au diaphragme, et par suite au foie, forme avec le foyer jécoral une poche unique qui se vide au dehors par les bronches.

Les abcès du foie s'ouvrent-ils souvent dans le thorax? D'après M. Rouis (¹) sur 203 malades on a observé 26 fois ce fait, et 15 fois la guérison a été la terminaison de la maladie. Mais ces 203 cas appartiennent à plusieurs auteurs, et en les prenant en bloc, nous nous exposerions à parler deux fois des mêmes malades. Empruntons donc à chaque auteur ce qui lui appartient. 38 observations sont personnelles à M. Rouis, et sur ces 38 cas, 12 fois l'abcès s'ouvrit dans le

_____

(¹) Rouis, *loc. cit.*, p. 147.

thorax. Sur 10 observations de M. Cambay (¹), 2 fois on observa le même fait; sur 140 de Morehead (²), il y eut 14 ouvertures dans le thorax; sur 25 de M. Haspel (³), il y en eut 6; sur 66 autopsies de M. Dutroulau (⁴), le même fait se présenta 12 fois, ce qui donne un résumé de 18 à 19 0/0.

Mais nous avons distingué deux cas tout à fait différents : dans le premier, le pus se fait jour dans la plèvre, à travers une ouverture du diaphragme; dans le second, le poumon participe à l'inflammation qui a envahi la surface du foie, suppure, et donne lieu à une vaste poche qui s'ouvre dans les bronches et dont le contenu est, dans quelques cas, rapidement expectoré.

C'est de beaucoup le cas le plus favorable et le plus fréquent. Il semblerait, au premier abord, que ce travail multiple dût s'opérer beaucoup plus rarement que l'autre; il n'en est rien. Ainsi sur les 12 cas de M. Rouis, 3 fois le pus fusa dans la plèvre, et les malades succombèrent sept fois. Le contenu de l'abcès traversa le poumon et fut expulsé par les bronches. Dans les 2 autres cas, les malades succombèrent au moment où la suppuration venait, chez l'un d'eux, de s'épancher dans la séreuse pulmonaire, chez l'autre, dans l'organe respiratoire lui-même. Sur les 10 malades de M. Cambay, 2 fois il y eût passage par les bronches; sur les 25 cas de M. Haspel, 2 fois la suppuration pénétra dans le poumon, et 4 fois dans la plèvre. Morehead ne fait aucune distinction entre ces deux modes de terminaison; c'est là un tort, à notre avis. Dutroulau, sur 66 autopsies, a vu 2 fois l'abcès s'ouvrir dans la plèvre, et 10 fois dans le poumon. Nous pouvons

(¹) Cambay, loc. cit., p. 227.
(²) Morehead, Recherches cliniques sur les maladies dans l'Inde. Londres, 1856, p. 352. — Frerichs, loc. cit., p. 384.
(³) Haspel, loc. cit., p. 193.
(⁴) Dutroulau, Maladies des Européens dans les pays chauds. Paris, 1868, p. 612.

donc dire que sur 32 abcès pénétrant dans la poitrine, 21 déverseront leur contenu à travers le poumon, 11 s'épancheront dans la plèvre, ce qui donne, par rapport au nombre total des suppurations hépatiques, une proportion d'environ 12 à 13 0/0 s'ouvrant dans l'organe respiratoire, et de 6 ou 7 dans la séreuse.

Au point de vue du pronostic, la différence est notable; ceux qui passent dans le poumon donnent en général des terminaisons bien plus avantageuses que les autres. C'est là un fait sur lequel insiste M. Raikem (¹), qui a très bien étudié la question : « Chaque fois, dit-il, que la collection purulente communique librement avec la bronche, le pronostic n'est pas grave. » Dans les observations de M. Rouis, sur 4 cas d'abcès ouverts dans la plèvre, il y eut 4 morts; sur 8 cas, dans lesquels l'abcès avait envahi le poumon, il y eut 3 morts et 5 guérisons. Chez l'un des premiers malades, le pus fusa dans la plèvre, puis perfora le poumon, fut expectoré, et le malade succomba néanmoins. Du reste, quand les choses se passent ainsi, le pronostic est aussi fâcheux que dans les cas où l'abcès reste dans la plèvre; il y a alors des anfractuosités énormes; le pus stationne dans les divers clappiers, et dans presque tous les cas le malade succombe. C'est encore là l'opinion de M. Raikem quand il dit : « Si le passage est difficile, si le pus s'arrête et stagne et ne communique pas librement avec la bronche, le pronostic devient très grave. »

Cette différence dans la mortalité de ces deux terminaisons peut surprendre au premier abord; je la crois cependant explicable. La lésion du poumon est sérieuse, sans nul doute, un organe aussi essentiel ne s'abcède pas sans que le malade coure de grands dangers; mais l'organe respiratoire n'est, dans ce cas là, atteint qu'en partie; d'autre part, on

_____

(¹) *Mémoires de l'Académie royale de Belgique*, 1847.

voit nombre d'abcès du poumon guérir, une fois la vomique vidée; le foyer hépatique, lui aussi, peut se cicatriser, de telle sorte qu'il est rationnel d'admettre que ce mode de terminaison est plus favorable que celui dans lequel, une pleurite s'étant développée sous l'influence de la présence du pus, donne lieu à un épanchement qui comprime et annihile une moitié de l'organe respiratoire. De plus, le pus contenu dans la séreuse pulmonaire n'a que bien rarement de la tendance à se frayer un passage au dehors; il faut, pour cela, qu'il ne soit pas enkysté dans de fausses membranes et qu'il ulcère soit la paroi costale, soit le poumon, double travail qui ne saurait s'accomplir sans faire courir aux malades les plus grands dangers.

Étudions maintenant les conditions générales qui favorisent l'ouverture des abcès dans la poitrine.

L'acte respiratoire, chaque fois qu'il s'accomplit, vient mettre en contact le bord convexe du foie avec le diaphragme; si on suppose un de ces organes enflammés, on verra bientôt le muscle phrénique contracter des adhérences avec le foie, adhérences facilitées par la présence des deux feuillets de la séreuse abdominale. Le travail phlegmasique continuant, la plèvre s'enflammera bientôt elle aussi. La preuve, c'est que M. Catteloup [1], chez un malade qui a succombé dans son service, a constaté dans l'abdomen, un abcès du foie; dans la poitrine, un abcès du poumon; entre les deux, le diaphragme diminué d'épaisseur, mais non encore perforé. La preuve encore, c'est que nombre d'auteurs [2] ont pu constater l'existence d'une pleurite et d'un épanchement, alors que

---

[1] Catteloup, *Mémoire sur la coïncidence des abcès du foie et de la dysenterie*. (*Recueil des Mémoires de Médecine et de Chirurgie militaires*, 1re série, t. LII, p. 135.)

[2] Rouis, *loc. cit.*, obs. XII, XVI et XXII. — Dutroulau, *loc. cit.*, p. 612. — Frerichs, *loc. cit.*, p. 379.

l'abcès du bord convexe ne présentait aucune tendance à s'ouvrir dans la plèvre.

Ainsi donc, par le voisinage, la séreuse pulmonaire s'enflammera, alors il pourra se présenter deux cas : 1° Ou bien il y aura sécrétion abondante et rapide de liquide, et le poumon refoulé ne pourra plus se mettre en contact avec le diaphragme ; alors des fausses membranes se formant bientôt, on aura deux cavités : l'une dans laquelle sera contenu le poumon, l'autre dans laquelle se trouvera l'épanchement ; ou bien : 2° les deux feuillets de la séreuse pulmonaire se soudant l'un à l'autre, le poumon se trouvera adhérent au foie. Si à son tour il suppure et que le diaphragme se perfore, on aura un vaste abcès creusé aux dépens du foie et du poumon.

Selon M. Bricheteau ([1]), une des circonstances qui favoriseraient le plus l'ouverture des abcès du foie dans la poitrine, serait la respiration elle-même ; sous l'influence de chaque mouvement d'amplitude de la cage thoracique, il se produit dans cette cavité une tendance au vide qui exercerait une certaine aspiration sur les collections liquides du voisinage. C'est là un fait qui nous semble certain et dont l'influence est incontestable.

Étudions maintenant la perforation du diaphragme : Son siége est variable et, en général, marqué par le point culminant de l'abcès ; elle est le plus souvent circonscrite par les fausses membranes qui unissent le foie au muscle phrénique. Ses dimensions sont variables, selon que le poumon a participé à la suppuration ou qu'il est indemne. Dans le cas où le pus s'épanche dans la plèvre, cette ouverture est petite et circonscrite, cela se comprend du reste, car, en général, c'est progressivement que se fait la perforation. Dans les

([1]) Bricheteau, *Gazette médicale de Paris*, 1855, p. 87.

observations que nous avons recherchées, nous l'avons vu varier entre les dimensions d'un tuyau de plume d'oie ([1]) et 4 à 5 centimètres de diamètre; en général, elle est circulaire ou elliptique. Mais quand le poumon, lui aussi fortement adhérent à la plèvre, s'est mis à suppurer, le diamètre de l'ouverture est, en général, beaucoup plus grand; c'est alors que l'on observe de ces vastes poches sans étranglement notable à leur partie moyenne, et qui laissent échapper, au moment où la bronche se perfore, 1000 à 1200 grammes de pus.

Les phénomènes auxquels donnent lieu ces deux terminaisons des abcès du foie, sont aussi essentiellement différents : En général, c'est sans symptôme notable que se fait la perforation et le passage du pus dans la plèvre. Ce fait n'est pas très difficile à comprendre, quand on réfléchit que ce n'est que graduellement qu'a lieu l'épanchement; aussi, n'observe-t-on, en général, que des symptômes très peu marqués. Quand, au contraire, le poumon participe à l'inflammation et suppure longtemps avant, on constate les signes d'une pneumonie de la base, auxquels succèdent bientôt ceux que donnent la présence d'une caverne remplie de liquide. Puis, dans quelques cas, sans réaction fébrile, sans douleur, sans phénomène pouvant faire prévoir un pareil accident, survient une quinte de toux et l'expectoration d'une plus ou moins grande quantité de pus. Malheureusement il n'en est pas toujours ainsi. Chez la plupart des malades, au contraire, on observe une douleur vive et pongitive, le pouls monte, l'anxiété est extrême, il y a des nausées et des sueurs profuses, enfin survient une quinte de toux, et une plus ou moins grande quantité de pus est rejetée. A peine cela a-t-il eu lieu, que le malade va mieux, il se sent plus à l'aise, il

([1]) V. l'obs. XXVII de M. Rouis, loc. cit., p. 383.

repose, et en général, si les forces sont assez bien conservées, si la cavité de l'abcès n'est pas trop considérable, en
un mot, si le malade peut suffire à une réparation, la guérison s'achève.

Mais cette heureuse issue n'est pas possible quand le pus
a fusé dans la plèvre, que les deux feuillets de la séreuse
pulmonaire, doublés de fausses membranes, forment deux
loges distinctes et très bien séparées. Il faut, je le répète,
pour que la suppuration trouve à s'épancher au dehors, que
son voisinage enflamme le poumon ou la paroi costale et
détruise en partie un de ces deux organes. Le fait est possible, et quelques auteurs en ont rapporté des exemples;
mais au milieu d'un travail phlegmasique aussi considérable,
combien le malade n'a-t-il pas de chances de succomber!
Aussi, en présence de pareils phénomènes, lorsqu'on est
fondé à croire qu'un abcès hépatique s'est ouvert dans la
plèvre, le parti le plus sûr à prendre est, je crois, la thora-
centhèse, si le malade est en état de la supporter. Du reste
M. Dutroulau (¹) la conseille et MM. Morand et Taillard (²)
l'ont pratiquée chacun une fois avec succès.

Quand le tissu pulmonaire se met à suppurer, c'est en
général dans des proportions considérables. Tous les auteurs
sont d'accord à ce sujet; ils parlent de larges poches com-
muniquant librement avec le foyer hépatique. On a même
vu jusqu'aux deux lobes inférieurs du poumon droit entière-
ment détruits. Malgré nos recherches, nous n'avons pu
trouver d'autopsie d'homme ayant survécu à un abcès de ce
genre. Il eût été cependant intéressant d'examiner comment
s'était opérée la réparation de cette vaste poche pulmonaire
et hépatique.

(¹) Dutroulau, *loc. cit.*, p. 640.
(²) *Mémoires de l'Académie de Chirurgie*, 1743, t. I, p. 237.

Je vais m'occuper maintenant des rapports qui existent entre la dysenterie et les abcès du foie.

La coïncidence de ces deux affections est-elle fréquente? Tel est le premier point qu'il s'agit de déterminer. Pour résoudre cette question, nombre de statistiques ont été faites. M. Larivière (¹), dans le travail qu'il a lu devant cette Société, en a donné une très complète, que nous ne répéterons pas. Il nous suffira de dire que presque tous les auteurs se sont rangés à l'opinion de M. Rouis (²), qui admet que, 90 fois sur 100, l'hépatite et la dysenterie sont concomitantes. Cela est si vrai que M. Dutroulau (³) va jusqu'à se demander si la dysenterie et l'hépatite ne reconnaissent pas un même principe infectieux, portant son action principale tantôt sur le gros intestin, tantôt sur le foie, et que M. Laure (⁴), médecin en chef de la marine, assimile la lésion du foie dans la dysenterie à la lésion de la rate dans la fièvre intermittente.

Il existe donc, entre ces deux affections, des relations qui peuvent faire admettre l'une comme conséquence de l'autre.

Pour Broussais (⁵), l'hépatite était consécutive à la gastroduodénite, et l'inflammation passait du duodénum aux voies biliaires, et, de là, au foie, qui suppurait rapidement. Andral croyait aussi à cette propagation, dont une observation de Cruveilher avait démontré la possibilité. Mais la muqueuse gastro-duodénale est très rarement malade, puisque M. Dutroulau (⁶), sur 44 autopsies, n'a noté que 21 fois l'altération de l'estomac et les signes d'inflammation de

---

(¹) Larivière, *Mém. de la Société Médico-Chirurg. de Bordeaux*, 1868.

(²) Rouis, *loc. cit.*, p. 205. (V. Mémoire de M. Larivière.)

(³) Dutroulau, *loc. cit.*, p. 550, 625.

(⁴) *Id., ibid.*

(⁵) Broussais, 149ᵉ Proposition. — Andral, *Clinique médicale*, t. II, p. 289, 439.

(⁶) Dutroulau, *loc. cit.*, p. 612.

cet organe. Dans aucun cas, encore, cette inflammation n'avait dépassé le pylore et gagné la première partie de l'intestin. M. Rouis ([1]) n'a vu que 21 fois sur 100 des symptômes de gastro-duodénite. Dans l'observation que nous avons rapportée, et dans les deux que nous donnerons plus loin, la muqueuse duodénale était complètement indemne.

Du reste, pareille explication ne pourrait être invoquée que dans un petit nombre de cas, car elle ne se rapporte en aucune façon aux lésions du gros intestin, seul réellement malade et presque toujours altéré. Ribes ([2]) crut expliquer les abcès du foie par la propagation de l'inflammation aux radicules de la veine-porte; mais bientôt de nombreuses objections s'élevèrent contre son opinion : les uns demandèrent comment il se faisait qu'on n'observait rien de pareil ni dans la fièvre typhoïde, ni dans les affections tuberculeuses de l'intestin, ni dans la dysenterie des pays tempérés, maladies qui amènent, elles aussi, des ulcérations intestinales; les autres, sous l'empire de l'idée de Ribes, recherchèrent si les veines mésaraïques étaient enflammées, et personne ne rencontra dans ces vaisseaux aucune lésion pouvant expliquer la propagation de l'inflammation. Cette théorie tomba donc devant l'observation.

D'autres auteurs crurent, Budd ([3]) en particulier, que le pus pris à la surface du gros intestin était transporté dans le foie par les ramifications des veines mésaraïques. C'était se placer dans les conditions d'une infection purulente; mais, alors, surgissaient deux objections pleines de valeur : d'abord le nombre des abcès, qui est, en général, unique [62 fois sur 100 d'après M. Dutroulau ([4]), 75 fois d'après M. Rouis ([5])],

---

([1]) Rouis, loc. cit., p. 7.

([2]) Ribes. (V. Frerichs, loc. cit., p. 367.)

([3]) Budd. (V. Frerichs, loc. cit., p. 367.)

([4]) Dutroulau, loc. cit., p. 605.

([5]) Rouis, loc. cit., p. 7.

chose qui n'arriverait pas aussi rarement si le pus, pris à la surface de l'intestin par les veines mésaraïques, était transporté dans les divisions de la veine-porte et formait nombre de petits foyers. En second lieu, dans ces cas, on ne trouve que des abcès de voisinage et jamais d'abcès métastatiques dans les organes qui en sont si souvent le siége dans l'infection purulente.

M. Dutroulau (¹) dit que, quand le foie est prédisposé à suppurer, la dysenterie est une cause occasionnelle de cette fonte purulente, car elle fait affluer une quantité démesurée de sang vers les ramifications de la veine-porte, qui, enflammée dans ses plus petites racines intestinales, n'apporte plus les éléments nécessaires à la vitalité de l'organe.

Mais, dans toutes ces opinions, il faut que la dysenterie existe la première. Or, elle est si souvent secondaire, comme le font remarquer Rouis (²), Annesley (³), et avec tant d'autorité Morehead, que la plupart des auteurs ont cherché une explication plus satisfaisante de la concomitance des accidents.

En présence des objections qui se dressent devant chacune de ces théories, il me semble rationnel d'admettre l'opinion de M. Rouis (⁴) et de Morehead (⁵), adoptée, jusqu'à un certain point, par Frerichs (⁶), et que professe M. Vital, qu'une grande pratique en Algérie et une vaste expérience ont rendu si bon juge en pareille matière. Opinion, du reste, soutenue dans le sein de cette même Société par M. Larivière (⁷). Voici quelles sont les idées de ces médecins : L'hépatite est primi-

---

(¹) Dutroulau, *loc. cit.*, p. 622 et suiv.

(²) Frerichs, *loc. cit.*, p. 368. — Rouis, p. 102.

(³) *Id.*, *ibid.*

() Rouis, p. 207 et suiv.

(⁵) Morehead. (V. Frerichs.)

(⁶) Frerichs, p. 368 et suiv.

(⁷) *Mémoires de la Société Médico-Chirurgicale de Bordeaux*, 1868.

tive, la dysenterie consécutive. Sous l'influence d'un ensemble de causes que nous allons déterminer plus loin, le foie se congestionne et verse à la surface de l'intestin une bile visqueuse, dense, fortement colorée, qui irrite la muqueuse intestinale, et finit par amener la diarrhée. D'autre part, les vaisseaux du gros intestin sont congestionnés par suite de l'hyperhémie hépatique, ce qui fait que la diarrhée devient rapidement sanguinolente. En même temps que ces faits se passent du côté de l'intestin, l'hyperhémie hépatique continuant, l'inflammation arrive, bientôt suivie elle-même de suppuration. On a alors deux affections : la dysenterie, qui semble avoir précédé, et l'hépatite, qui est en pleine activité.

Cette opinion n'est pas encore aujourd'hui admise par tous les auteurs. Je vais donc rechercher quels sont les faits qui permettent de l'appuyer ou de la combattre.

Étudions le rôle de la bile au point de vue physiologique et au point de vue pathologique. Si on laisse de côté l'action de la bile sur le chyme, qui vient de franchir le pylore, on voit qu'elle possède, lorsqu'elle est versée dans l'intestin, la propriété d'exciter les contractions péristaltiques de cet organe. Tiedmann et Gmelin ([1]) arrivèrent à cette conclusion, considérant que, quand la bile n'était plus versée dans le tube digestif, les selles étaient dures et sèches. Eberle ([1]) ouvrit l'abdomen d'un animal, comprima la vésicule, et vit l'intestin se contracter au contact du liquide biliaire. Schiff ([1]) a démontré, en 1847, que la bile, mise en contact avec les fibres musculaires, y faisait naître des contractions énergiques. Il est vrai d'ajouter que Schwann, Schmitt, Bidder, Nasse et Blondlot ([1]), ont vu les selles se produire régulièrement chez des animaux auxquels on avait fait des fistules biliaires, et chez lesquels la bile n'arrivait pas dans

([1]) Tiedmann et Gmelin, — Eberle, — Schwann, Schmitt, etc. — Voir Longet, *Traité de Physiologie.* Paris, 1861, p. 238 et suiv.

l'intestin. Ce qui s'accorderait fort peu avec la propriété qu'aurait la bile de produire les mouvements péristaltiques. Mais si on admet, ce qui est possible, que si la bile ne produit pas à elle seule les mouvements de l'intestin, elle les excite du moins, on aura une solution qui mettra les physiologistes à peu près d'accord.

Pour M. Fauconneau-Dufresne [1], l'action de la bile sur les mouvements de l'intestin est incontestable, et ce liquide possède en outre la propriété de déterminer la sécrétion exagérée du suc et du mucus intestinal. Tiedmann, Gmelin et Eberle l'ont constaté [2]. « Il serait possible, ·dit aussi M. Longet [2], que la bile, en excitant la contraction des fibres musculaires récemment découvertes par Middeldorf dans la muqueuse intestinale, favorisât l'expulsion des produits de la digestion. Jusqu'à présent, dans des tentatives réitérées, jamais Schiff n'a pu constater, chez les mammifères, de pareilles contractions. »

M. Fauconneau-Dufresne [3] dit que l'arrivée de la bile dans l'intestin donne lieu à une légère injection des vaisseaux capillaires, par suite de laquelle l'activité sécrétoire de cette membrane serait augmentée.

· M. Küss [4], professeur de physiologie à la Faculté de Strasbourg, croit que la bile a la propriété de faire proliférer l'epithelium intestinal.

Donc, presque tous les physiologistes que nous venons de citer admettent deux actions, qui, portées à un degré extrême, peuvent produire la diarrhée : 1° la suractivité des mouvements péristaltiques ; 2° hypersécrétion de la muqueuse

[1] Fauconneau-Dufresne, *Mémoires de l'Acad. de Médecine,* t. XIII, 1847, p. 88 et 123.

[2] Longet, *ibid.*

[3] Fauconneau-Dufresne, *loc. cit.,* p. 89.

[4] Küss, *Cours de Physiologie.*

intestinale. M. Bouisson (¹) a fait à ce sujet une expérience
qui, je crois, doit trouver ici sa place. Il a injecté dans l'estomac d'un chien 120ᵍʳ00 de bile, et a lié l'œsophage de
l'animal. Des efforts violents de vomissement ont eu lieu;
mais la ligature les empêchant complètement, la bile a pro-
gressé vers l'intestin, et la diarrhée n'a pas tardé à se produire. Nous sommes donc en droit de penser que la diarrhée
peut être le résultat d'une hypersécrétion biliaire.

Cela est si vrai que, dans toutes les maladies où elle
n'arrive plus à l'intestin en quantité assez grande, on observe
de la constipation; par contre, dans toutes celles où le foie
sécrète plus qu'à l'état normal, on trouve de la diarrhée.

D'après tous les auteurs classiques, dans les atrophies du
foie, dans l'ictère, dans les cas d'oblitération des canaux
biliaires, les selles sont dures, sèches, rares et décolorées.

Dans l'hyperhémie hépatique, au contraire, à quelque
cause qu'on puisse la rattacher, on observe de la diarrhée.

Enfin, ajoutons que tous les médicaments dits *cholagogues*,
qui augmentent la sécrétion biliaire, produisent aussi de la
diarrhée.

Admettons donc, pour un instant, l'hyperhémie hépatique,
quitte à la démontrer plus loin, et voyons quelles vont être
ses conséquences. En premier lieu, une hypersécrétion
biliaire, qui, nous l'avons vu, est capable de produire la
diarrhée; en second lieu, une augmentation de tension de
tout le système porte, dont la circulation sera entravée. Or,
ce sont là, d'après Niemeyer (²), les causes les plus actives
de diarrhée. En effet, la dilatation et la réplétion des veines
de l'intestin doivent nécessairement amener le catarrhe de
cet organe.

(¹) Fauconneau-Dufresne, *loc. cit.*, p. 88.
(²) Niemeyer, *Éléments de Pathologie interne*, 2ᵉ édition française.
Paris, 1869, p. 544.

Donc, deux causes puissantes de diarrhée : d'une part, l'irritation de l'intestin par la bile, d'autre part, la congestion intestinale, résultat de la tension du système porte. Or, pour Niemeyer, la conséquence d'une diarrhée longtemps continuée serait la tuméfaction des glandes de Peyer et des glandes solitaires, puis viendraient les phénomènes suivants très bien décrits par Rokitansky. Les follicules très gonflés au début, entourés d'une auréole rouge foncé, voient bientôt se former dans leur intérieur un petit abcès folliculaire, qui, rompant les téguments, laisse à nu une petite ulcération couverte de fongosités granuleuses à bords finement frangés. Le travail continuant petit à petit, le follicule entier est détruit et on a alors une ulcération ayant à peu près les dimensions d'une lentille de forme ronde ou ovalaire. Bientôt, la muqueuse, elle aussi, participe à ce travail morbide, disparaît en partie, et on voit se former de vastes ulcères à contours sinueux. Dans divers points, le tissu sousmuqueux et la musculeuse sont mis à nu.

Ce sont là les lésions de ce que Niemeyer a décrit sous le nom de dysenterie catarrhale; or, cette dysenterie nous semble présenter exactement les mêmes symptômes et les mêmes altérations que la dysenterie qui précède les abcès du foie; comme elle, son siége de prédilection est le rectum, mais elle peut s'étendre à tout le gros intestin et même à l'extrémité du petit, fait qui la différencie de la dysenterie épidémique, qui forme une entité morbide toute spéciale.

Mais, dans les cas dont nous parlons, la bile est sécrétée dans des conditions qui semblent de nature à provoquer plus activement la diarrhée, car, en général, elle est visqueuse, gluante et noire, ainsi que le font remarquer MM. Dutroulau [1] et Fauconneau-Dufresne [2], et comme j'ai été moi-

---

[1] Dutroulau. (V. Observations.)
[2] Fauconneau-Dufresne, *loc. cit.*, p. 123.

même à portée de l'observer en Algérie. En effet, sur 40 observations avec autopsies, recueillies dans le service et sous la direction de M. Vital, pendant la chaleur de l'été 1866, j'ai noté 15 fois une forte hyperhémie de la glande hépatique, dont le poids dépassait en moyenne 2000ᵍʳ00, et dans ces circonstances, j'ai toujours trouvé dans la vésicule une bile épaisse, brune et noirâtre (¹).

On peut donc admettre, je crois, cette forme de la dysenterie, amenée par l'état spécial dans lequel se trouve le foie.

Étudions maintenant quelles sont les conditions qui produisent dans les pays chauds la suractivité de la glande hépatique; nous rechercherons ensuite si ce sont bien celles dans lesquelles on voit le foie suppurer.

Pour M. Champouillon (²), l'action de la chaleur dans les climats chauds amènerait une suractivité cutanée et biliaire, et en définitive, on observerait de nombreuses congestions du tube digestif et de ses annexes.

MM. Monneret (³) et Rouis (⁴) insistent sur les modifications que subit le foie sous l'influence de l'accélération de l'hématose. Pour ce dernier auteur en particulier, la radiation solaire dilate l'air et le raréfie; or, chaque fois que la température s'élève de 1 degré centigrade, cette raréfaction est de un deux cent soixantième du volume de l'air. Il faut donc, pour admettre la même quantité d'oxygène dans ses poumons, que l'individu multiplie ses inspirations. Comme il ne peut ainsi continuer pendant assez longtemps, son

---

(¹) Le thermomètre, pendant cette période, est monté plusieurs fois à 43°5. Je ne veux parler dans ces observations que des malades qui sont morts sans symptômes ni lésions du côté du foie.

(²) Champouillon, *Union médicale*, 1867, p. 190.

(³) Monneret, *Mémoires de l'Académie de Médecine*, 1855.

(⁴) Rouis, *loc. cit.*, p. 218.

sang recevra moins d'éléments gazeux, il se chargera de carbone, que le foie a la fonction d'éliminer. Cet organe ne pourra alors arriver à un pareil résultat que par une suractivité fonctionnelle, qui nécessitera une fluxion dans l'organe hépatique. M. Vital adopte cette manière de voir.

M. Michel Lévy [1] s'exprime en ces termes : « Le Dr Copeland a constaté que dans les pays chauds il s'échappe une moindre proportion d'acide carbonique par les voies respiratoires, aussi le carbone domine-t-il dans les fluides qui manquent de plasticité, et se fixe-t-il dans le pigment dont la sécrétion augmente. L'économie ne tarderait pas à être surchargée de ce principe nuisible à l'existence, si elle n'en expulsait une partie par la peau et le foie qui s'animent d'une activité supplémentaire à celle du poumon. Le carbone, que le poumon n'élimine plus sous forme d'acide carbonique, le foie l'élimine sous forme de bile. Ainsi, la transpiration cutanée, la sécrétion biliaire, la déposition plus copieuse du pigment, voilà le triple travail qui domine la physiologie des pays chauds. Le foie et la peau sont donc les organes les plus vivants, sur eux aussi se dirige plus particulièrement l'imminence morbide. »

Telle est aussi l'opinion de M. Foissac [2] et celle d'Annesly [3], adoptée et rapportée par M. Fauconneau-Dufresne. C'est à cet ensemble de phénomènes que M. Haspel [4] a donné avec beaucoup de raison le nom d'hyperhémie active.

Donc, suractivité imposée au foie pour l'élimination du carbone, hyperhémie active de cet organe, sécrétion plus grande d'une bile foncée en couleur, telles sont les conditions dans lesquelles se trouve le foie dans les pays chauds.

[1] Michel Lévy, *Traité d'Hygiène*, 4e édition. Paris, 1862, p. 575.
[2] Foissac, *De l'Influence des climats sur l'homme*. Paris, 1867. *Passim*.
[3] Fauconneau-Dufresne, *loc. cit.*, p. 139 et 474.
[4] Haspel, *Recueil de Médecine et de Chirurgie militaires*, 1845, p. 1.

Si ces influences sont passagères, les effets ne seront que faiblement ressentis par le malade; si elles durent longtemps, si une cause fortuite vient leur donner une activité plus grande, l'hyperhémie deviendra inflammation et bientôt suppuration.

Voyons maintenant quelles sont les conditions dans lesquelles ces suppurations hépatiques s'observent. En premier lieu, élévation de température qui tient au climat ou à la saison; M. Rouis [1] a, en effet, démontré que la fréquence des abcès hépatiques augmente graduellement du mois de juin au mois d'août, parce que l'organe est à ce moment dans un état d'hyperhémie constant. Par contre, dans les pays où, pendant cette même période, la moyenne thermique est à peu de chose près celle des régions tempérées, on voit moins souvent sévir l'hépatite et la dysenterie.

Les vents chauds du sud paraissent favoriser d'une façon très réelle le développement des abcès du foie. Sur les hauts plateaux algériens, où la température est moins élevée et la maladie qui nous occupe moins fréquente, on a pu observer une quantité plus grande d'abcès du foie, lorsque le vent du sud a longtemps soufflé. Près du désert, ils sont exceptionnellement nombreux. Toutes les causes qui augmentent l'yperhémie hépatique agiront comme la température. A ce point de vue, il faut donner une large place à la fièvre intermittente qui hyperhémie la rate et le foie. Cela paraît démontré par l'observation qui relate des fièvres intermittentes chez presque tous les malades qui ont des abcès du foie et par la remarque de M. Haspel [2], qui a vu, à Oran, en 1846, tous les marais desséchés, le miasme annihilé par conséquent, la fièvre intermittente disparaître par suite, et le nombre des suppurations hépatiques diminuer. Je sais bien que M. Du-

[1] Rouis, *loc. cit.*, p. 208.
[2] Haspel, *Maladies de l'Algérie*, t. I, 1850.

troulau ([1]) fait observer à ce sujet que, dans les pays tropi-
caux, la fièvre intermittente et l'hépatite n'ont pas leur foyer
commun ; néanmoins, il a noté dans presque toutes ses
observations que ses malades avaient eu pour la plupart des
fièvres intermittentes, et tous les auteurs l'ont observé
comme lui. Ne faudrait-il pas voir là une différence dans
l'intensité de la maladie ? car, si la fièvre est très grave,
comme dans nos colonies où elle sévit, la cachexie palustre
fera périr un grand nombre de malades et l'hépatite se déve-
loppera moins.

Enfin les abcès paraissent avoir pour causes occasionnelles
toutes les circonstances qui imposent au foie une suractivité
fonctionnelle pour l'élimination du carbone. Ainsi ce sont
les excès de travail chez des gens qui n'y étaient pas habi-
tués, ce sont les abus de boissons alcooliques, la mauvaise
alimentation, un refroidissement passager amenant une
sédation dans la température, que l'économie doit réparer
par un surcroît d'activité fonctionnelle.

Les fatigues sont une cause occasionnelle qu'il est important
de noter : ainsi, ce sont les corps les plus exposés aux rudes
labeurs, en Algérie, qui fournissent le plus fort contingent.
Pour n'en citer qu'un exemple : tandis que les troupes de
toute arme ne fournissent guère que 3 cas d'abcès du foie
sur 1000 malades ; le train des équipages, dont le service
est très pénible, donne 10 pour 1000 ([2]). Il en est de même
de la population civile : les professions pénibles fournissent
un nombre beaucoup plus élevé de suppurations hépatiques.

Donc, en résumant : la température et les diverses causes
occasionnelles, telles que la fatigue, la fièvre, les refroidisse-
ments, amènent une suractivité fonctionnelle du foie. Cet

([1]) Dutroulau, *loc. cit.*, p. 27 et suiv., 632 et suiv.
([2]) Rouis, *loc. cit.*, p. 200.

organe s'hyperhémie, sécrète davantage, la bile sécrétée passe
dans l'intestin, l'irrite, et par sa présence et en augmentant
les mouvements péristaltiques et antipéristaltiques. Ce dernier, à force d'être sollicité, finit par s'enflammer et s'ulcère.
Sous l'influence de la congestion de l'extrémité inférieure,
les ulcérations laissent transsuder une certaine quantité de
sang, de telle sorte qu'on a non seulement de la diarrhée,
mais encore de la dysenterie.

Cette dysenterie apparaît la première, cela est tout naturel,
puisque l'hyperhémie hépatique ne révèle sa présence que par
des phénomènes vagues et peu marqués. La congestion continuant, le foie s'enflamme bientôt et suppure : on a alors
l'hépatite confirmée.

Une seule objection a été faite à cette manière de voir,
c'est la suivante : Pourquoi, a-t-on dit (¹), la bile, qui est plus
spécialement en contact avec le duodénum et l'intestin grêle,
n'enflammerait-elle pas beaucoup plus tôt cet organe que
l'extrémité inférieure du tube intestinal? C'est là une objection qu'il est aisé de réfuter. Il suffit de se souvenir que le
point de l'intestin dans lequel séjourne le plus longtemps la
bile, est le rectum, et que s'il est, par conséquent, un point
qui doit être atteint par la nocuité du liquide, c'est certaine-
ment celui sur lequel cette action nuisible s'exerce d'une
façon continue. Enfin nous avons vu que dans la dysenterie
catarrhale, c'est le rectum qui est le plus souvent malade.

Plusieurs auteurs (²) ont remarqué que, lorsque la dysenterie s'amendait, les accidents hépatiques prenaient une
grande acuité. C'est là un fait dont nous avons été témoin,
ainsi que le prouve l'observation suivante :

Thuret (Pierre), cultivateur, âgé de quarante-deux ans, a
eu, à l'âge de vingt ans, dans le département de la Nièvre, des

(¹) Catteloup, *loc. cit.*, p. 198.
(²) *Id.*, *ib.*, p. 178 et suiv.

fièvres intermittentes endémiques dans le pays qu'il habi-
tait; en 1846, une pneumonie. En 1847, il arrivait en
Algérie, dans la province d'Oran, après avoir souffert
d'une grande misère et s'être exposé au miasme paludéen;
de nouveau, atteintes de fièvres, guéries par le sulfate de
quinine. Bien portant jusqu'en 1852, où il vient s'établir
dans la province de Constantine, dans un lieu particulièrement paludéen et redoutable. Là, l'année suivante, nouvelle
atteinte de fièvre tierce qui devient bientôt quarte, et dure
en tout quatorze mois; depuis cette époque, chaque année,
pendant les chaleurs, accès de fièvre auxquels le malade finit
par ne plus faire attention.

En octobre 1864, brusques atteintes de diarrhée, qui reste
purement séreuse pendant vingt-cinq jours environ, puis
devient sanguinolente et enfin franchement dysentérique.
Un médecin consulté prescrit de l'opium, de l'eau de riz et
divers astringents.

Dans les derniers jours de décembre, la diarrhée, qui
n'avait changé jusque là ni de fréquence ni de caractère,
s'amende notablement; les selles sont moins nombreuses, et
le 25, jour de Noël, date que cet homme a retenue et notée
d'une manière très positive, les selles se suppriment brusque-
ment. Mais la joie du malade, qui se croit guéri, n'est pas
de longue durée, car le soir même il ressent une vive douleur à la région hépatique, et le lendemain, il remarque
une notable intumescence du côté droit de l'abdomen.

Malgré de nombreux traitements dirigés contre cette affection, le malade voit son abdomen grossir, ses digestions
sont difficiles, il est forcé de ne plus travailler. Cependant
ce n'est qu'au mois de juin 1865 qu'il entre à l'hôpital de
Constantine. Là, on diagnostique facilement un abcès du foie
qui a pris un développement énorme, mais l'état général du
malade est si mauvais, qu'on remet à quelque temps l'ouver-

ture de l'abcès hépatique ; du reste, le malade s'affaiblit de plus en plus et succombe le 26 juillet.

A l'autopsie, on trouve un vaste abcès du foie occupant presque tout le lobe droit de l'organe et ne présentant aucune tendance à s'ouvrir au dehors ; dans tout le rectum, nombreuses ulcérations. Rien autre de particulier à noter.

Les choses ne sont pas toujours aussi marquées que chez le malade dont nous venons de rapporter l'histoire ; mais on observe souvent cette acuité des accidents hépatiques lorsque cesse le flux intestinal.

Dans le même ordre d'idées, les médecins (¹) qui ont exercé dans les pays chauds, ont noté que les médicaments qui faisaient cesser la diarrhée activaient, au contraire, l'hépatite. L'observation que nous venons de citer peut en être une preuve. En voici une autre, encore recueillie à l'hôpital de Constantine :

Brocq (Jean), jardinier, âgé de quarante ans, a eu la fièvre intermittente en 1853 dans la province d'Alger ; il était alors au service militaire. En 1854, en Crimée, affection mal définie, mais qui paraît avoir été le typhus. En 1857, nouvelle atteinte de fièvre intermittente dans la province de Constantine, à Jemmapes. En 1862, il habite près de Constantine un lieu paludéen ; aussi prend-il la fièvre, qui, bien que coupée à divers moments, récidive avec la plus grande facilité.

En décembre 1864, à la suite de fatigues, diarrhée, qui reste séreuse pendant dix jours, puis devient franchement dysentérique et s'accompagne de tenesme. A la suite d'un traitement par les astringents, et en particulier la racine de simarouba, suppression brusque des selles, et, peu d'heures après, douleur dans l'hypochondre droit. La douleur persis-

(¹) Dutroulau, p. 538 et suiv., 671 et suiv.

tant et le ventre augmentant de volume, nombreux traitements, dont les antiphlogistiques et les révulsifs forment la base. Pas de soulagement.

Vers la fin de février 1865, les évacuations intestinales reparaissent, mais durent trop peu de temps pour amener du soulagement.

Le 1ᵉʳ juin 1865, le malade entre à l'hôpital : le diagnostic est celui d'abcès du foie, que l'on ne peut ouvrir à cause de l'état général. Mort le 14 août 1865.

Autopsie. — Cavité pleurale droite très amoindrie par le refoulement du diaphragme et du foie ; elle contient environ 300 grammes de sérosité citrine épanchée en nappe autour du poumon, qui, adhérant au diaphragme, a conservé son volume normal. Son lobe inférieur est hépatisé et imperméable à l'air.

L'abdomen renferme environ deux litres de sérosité.

Le lobe droit du foie est creusé d'un vaste abcès qui admettrait facilement une tête d'adulte.

Rien à l'estomac ni au duodénum. Gros intestin couvert d'ulcérations dans une étendue de 8 centimètres environ à partir de l'anus.

En présence de ces cas, on peut se demander quel est le rôle que joue la dysenterie par rapport à l'hépatite, et comment il se fait que, quand le flux intestinal se supprime, l'inflammation de la glande hépatique prenne une nouvelle activité. Je crois ce fait explicable de la façon suivante : l'hypersécrétion de bile ayant produit la dysenterie, celle-ci à son tour opérerait, à l'extrémité du tube digestif, une révulsion utile, dont la suppression rendrait aux accidents toute leur acuité. Ce qui tendrait à prouver ce fait, c'est l'action des évacuants et des révulsifs sur l'extrémité du tube digestif. Tous les auteurs, et M. Dutroulau (¹) entre autres,

---

(¹) Dutroulau, *loc. cit.*, p. 612 et suiv.

leur accordent une grande action, et plusieurs médecins ont cité des exemples d'hyperhémies hépatiques guéries à la suite de diarrhées ou d'hémorrhagies considérables.

Mais une fois la suppuration établie, quand la fluctuation est très évidente, doit-on laisser continuer la dysenterie? Je ne le crois pas; car c'est là une cause nouvelle d'affaiblissement et de dépérissement pour le malade. De plus, il semble que, dans ce cas, la perforation spontanée de l'abcès ait lieu beaucoup plus rarement; c'est du moins ce qui paraît résulter des observations rassemblées par Frerichs [1], qui s'exprime en ces termes : « En ce qui concerne l'influence de la dysenterie sur la marche et la terminaison des abcès du foie, il résulte des cas observés, que les suppurations compliquées de flux dysentérique s'ouvrirent à l'extérieur, et guérirent plus rarement que celles dans lesquelles ce flux n'existait pas. »

La proportion donnée par cet auteur est la suivante : les abcès simples, non compliqués de dysenterie, percèrent 80 fois sur 100, et guérirent 60 fois; les abcès compliqués de dysenterie s'ouvrirent 50 fois sur 100, et guérirent 20 fois seulement.

Il faut donc, quand l'abcès est confirmé, faire tous ses efforts pour arrêter le flux intestinal.

Les conclusions auxquelles ce travail peut donner lieu sont les suivantes :

1° Le diagnostic des abcès du foie est en général très difficile; ils peuvent simuler des affections diverses, et, en particulier, la tuberculisation aiguë généralisée.

2° Les abcès qui s'ouvrent dans le thorax peuvent, ou traverser le poumon, qui, dans ce cas-là, s'abcède lui-même,

[1] Frerichs, *loc. cit.*, p. 387.

ou bien s'épancher et rester dans la plèvre. Dans ce dernier cas, la suppuration n'a que bien peu de tendance à se frayer un passage au dehors.

3° Le pronostic de ces deux terminaisons est différent. Dans le premier cas, il est moins grave que dans le second.

4° Les symptômes auxquels donnent lieu ces deux accidents ne sont pas les mêmes; mais, en général, le diagnostic est fort difficile.

5° Dans les pays où on observe souvent des abcès du foie, il y a lieu d'admettre que la dysenterie n'est que la conséquence de l'hypersécrétion de bile, amenée elle-même par l'état hyperhémique du foie.

6° Aucune autre hypothèse n'explique cette coïncidence des abcès du foie et de la dysenterie, tandis qu'aucune objection sérieuse n'a été formulée contre celle dont je viens de parler.

7° L'hyperhémie du foie résulte, dans les pays chauds, de la suractivité imposée à la glande hépatique pour suppléer la respiration.

8° Quand la dysenterie se supprime pendant la période de congestion du foie, l'hyperhémie hépatique prend une activité très grande. De là, l'indication de ne pas suspendre la diarrhée quand on a lieu de craindre une complication hépatique.

9° Il est urgent de faire cesser la diarrhée quand, l'abcès du foie étant confirmé, elle n'est plus pour le malade qu'une cause d'affaiblissement.

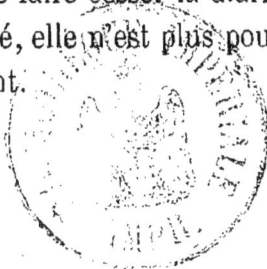

Bordeaux. — G. Gounouilhou, imprimeur de la Société de Médecine, rue Guiraude, 11.

(